Intervallfasten, genau mein Lifestyle

Vorwort

Hallo lieber Leser, schön dass Du mein Buch gefunden hast und Dich für das intermittierende Fasten (= Intervallfasten) interessierst und für den dazugehörigen bzw. meinen Lifestyle.

Warum ich dieses Buch publiziere?

Ich bin Ina, eigentlich ein Geist, nicht was Du nun denkst, ein Geistschreiber oder zu neudeutsch „Ghostwriter", das heißt, ich wurde vor ein paar Wochen gefragt, ob ich ein Buch zum Thema intermittierendes Fasten schreiben könnte, welches dann unter einem anderen Namen publiziert wird, oder auf einer Themenseite im Internet zum Download bereit gestellt werden soll. Im Laufe der Recherche habe ich festgestellt, dass Intervallfasten genau meinem Lifestyle entspricht ohne, dass ich jemals von Eckard von Hirschhausen und seinen Erfolgen damit gelesen habe.

Aufgrund eines Zerwürfnisses mit meinem Auftraggeber und weil das Buch fertig war, habe ich nun beschlossen es in abgeänderter Form, also durch das Erzählen aus meinem Leben und meinen Erfahrungen, jedenfalls zur Verfügung zu stellen. Ich freue mich, wenn es Dir helfen kann, zu einem neuen und gesunden, sowie lebensbejahendem Dasein zu finden!

Wenn Dir mein Buch gefallen hat, wäre es echt toll, würdest Du eine kurze Bewertung hinterlassen, gerne auch mit Anmerkungen, was Du vielleicht näher erklärt haben möchtest oder was Dir hier gar nicht gefallen hat!

Einleitung

Gefangen im Alltag aus Job, Familie oder Beziehung, Freunden und so klein er auch ist, dem Haushalt, vergessen wir oft auf uns zu achten. Auf unseren Körper zu hören und ihn bei seinen vielen Aufgaben zu unterstützen. Das Ergebnis sieht man oft erst nach einigen Jahren im Spiegel, auf der Waage und an einem Kleiderschrank, der Shirts und Röcke, Pullis und Jeans in den verschiedensten Größen bietet! Ich kann hier ein Lied von singen, denn von Größe 36 bis Größe 48 hat mein Schrank längst die Ausmaße eines kleinen Büros angenommen und ich könnte ganzen Cliquen einkleiden.

Frühstück findet oft im Stehen oder Gehen unterwegs zur Arbeit statt und besteht aus Kaffee und Süßem. Spätestens Mitte des Vormittages ist die erste Energie verbraucht und der Griff zu weiteren süßen Teilchen oder Snacks sehr einfach. Beim Mittagessen erinnerst Du Dich an Deine guten Vorsätze und bestellst Dir nur Salat. Dein Blutzuckerspiegel schreit aber schon wieder nach mehr Zucker und so besteht der Nachmittag wieder aus dem Griff zu Naschereien, um den Level zu halten. Zum Abendessen hast Du endlich etwas Ruhe und gönnst dir Pizza, Pasta und Co. Feierabendbier oder Glas Wein und Chips zum Fernsehabend und kein Wunder, dass der Schrank aus allen Nähten platzt! Du bist gefangen in einem Teufelskreis und weißt nicht wirklich wie Du daraus ausbrechen sollst? Du hast die guten Ratschläge und Weisheiten von den Großeltern über Ernährungsexperten bis hin zum Werbefernsehen im Ohr und bist Meinung, die werden wohl recht haben?

Nein, haben sie nicht! Du brauchst kein Frühstück, Du brauchst keine Zwischenmahlzeiten und schon gar keine Snacks, um Deinen Körper am Laufen zu halten. Ganz im Gegenteil, Du hinderst ihn damit an seinen Funktionen, an seinem Job!

Jedes Jahr im Frühling werden die angesagten Crash Diäten aus den bunten Hochglanzmagazinen gestartet, mit dem Ergebnis, dass im Sommer der neueste Bikini doch nicht passt, weil schon lange der Jo-Jo-Effekt eingesetzt hat. Du hast Dir nun dieses Buch gekauft, um aus diesem Teufelskreis auszubrechen und gesund, sowie nachhaltig Gewicht zu verlieren und Deine Garderobe, um die großen Größen zu erleichtern, anstatt wieder eine neue Kollektion in der nächsten Konfektionsstufe einzukaufen. Gratulation zu diesem Entschluss!

Ich werde Dir erzählen, wie ich lebe, auf welchen Internetseiten Du meine Erfahrungen nachlesen kannst und auch wo Du Dir ganz genau erklären kannst, wie die Abläufe in Deinem Körper sich optimieren. Ich bin kein Arzt und auch kein Wissenschaftler. Die Erkenntnisse, die ich hier zusammengetragen habe, sind zum Teil von Webseiten, die sich mit dem Thema Gesundheit befassen, zu einem anderen Teil von Bloggern, welche ebenso das Intervallfasten zu Ihrem Lifestyle erklärt haben und zu einem nicht geringen Teil von mir. Mein Leben und meine Erfahrungen sollen Dir zeigen, dass es möglich ist Gesund zu leben, ohne großen Verzicht leisten zu müssen, einfach weil Du Dein Leben nicht Deinen Gelüsten und gut gemeinten Ratschlägen unterwirfst, sondern weil Du wieder lernst Deinem Körper zuzuhören und ihm das zu geben, was er tatsächlich benötigt, um Dich so lange wie möglich gesund und munter zu halten!

Und keine Sorge, ich weiß eine Lebensumstellung geht nicht von heute auf morgen und es braucht seine Zeit, bis man sich aus veralteten und verinnerlichten, anerzogenen Ratschlägen löst! Auch ich kenne die Sage vom Frühstück als die wichtigste Mahlzeit des Tages, nur mir geht es nicht gut, wenn ich frühstücke! Ich kenne die Mähr von der Beilage und als gelernter Koch habe ich sogar gelernt, wie man Fleisch und Sättigungselemente am besten kombinieren soll. Ich brauche aber keine Kartoffel und Reis konnte mir meine Oma auch mit den längsten Vorträgen nicht schmackhaft machen. Warum zu allem und jedem Bot gehören soll übrigens auch nicht! Jahrelang lag sie mir mit ihren Reden und Weisheiten zu meiner „komischen" Ernährung in den Ohren. Andererseits hat mir später sehr geholfen, mich mit ihr zu unterhalten und zu erfahren, wie ich schon als Kind auf gewisse Speisen reagiert habe und wir versuchten gemeinsam herauszufinden, warum?!

Zurück zum Thema, Intermittierendes Fasten, kurz Essen nach einem bestimmten Zeitplan!

1. Was ist Intervallfasten eigentlich?

Seit auch deutsche, bekannte Persönlichkeiten, wie der eben schon genannte Eckard von Hirschhausen, im Fernsehen und in Zeitungen Interviews zu Ihrem Abnehmerfolg mit Intervallfasten geben, ist diese „Diät" in aller Munde und wird von vielen Coaches und Ratgebern aufgegriffen.

Intervallfasten oder auch intermittierendes Fasten, ist allerdings nicht neu! Vielmehr entspringt die wissenschaftliche Seite dieser Lebensweise, ähnlich wie die Paleo-Diät, dem ursprünglichen menschlichen Leben. Unser Körper ist viel mehr auf unregelmäßige Nahrungszufuhr eingestellt, denn auf eine ständige Erreichbarkeit gesunder oder bedenklicher Nahrungsmittel. Anders wären wir heute gar nicht hier!

Der Steinzeitmensch hatte keine Supermärkte mit 24 Stunden Öffnungszeit und vielen bunten Packungen von Herstellern, die sich Lebensmittellieferanten nennen. Er war ein Jäger und Sammler und hat gegessen, wenn er denn etwas gefunden hat oder eben, wenn die Jagd erfolgreich war. Und das war es beileibe nicht alle Tage!

Fasten hat auch in allen Weltreligionen und vielen ursprünglichen Glaubensrichtungen und Traditionen einen hohen Stellenwert. Durch das Fasten hat man seinen Körper gereinigt und dadurch auch seinen Geist geklärt, um mehr Verständnis für Gott oder seine Ahnen oder was auch immer man geglaubt hat zu erfahren. Es war mehr ein spiritueller Vorgang, denn das es zu dieser Anfangszeit etwas mit Gesundheit zu tun gehabt hätte. In vielen Überlieferungen stellt man aber erstaunt fest, dass Schamanen ein längeres Leben hatten, denn der Rest des Stammes.

Wer fastet, nimmt sich für gewöhnlich Zeit für sich, entschleunigt und fühlt sich dadurch insgesamt befreiter. Fasten ist eine gesunde Möglichkeit, ein paar Pfunde abzunehmen, zu entschlacken und hat eine positive Wirkung auf die Psyche. Diese bedeutenden Ergebnisse auf den gesamten menschlichen Organismus sind wissenschaftlich nachgewiesen. Fasten ist ein vollkommen natürlicher Vorgang, mit dem unsere Körper problemlos umgehen kann und der ihm hilft seinen Funktionen nachzukommen.

Das althochdeutsche Wort „fasten" bedeutet übersetzt in etwa „an den Geboten der Enthaltsamkeit festhalten", das gotische „fastan" wiederum bedeutet „(fest)halten, streng beobachten, bewachen". In der Antike und auch im Mittelalter wurde vor allem aus religiösen Gründen gefastet und aus dieser Zeit kommen die drei Arten des Fastens:

- das Vollfasten (der absolute Verzicht auf Nahrung und Flüssigkeit)
- das Halbfasten oder Heilfasten (eine Mahlzeit pro Tag und Flüssigkeit nach Bedarf, Hildegard von Bingen war zum Beispiel eine große Verfechterin davon)
- das Abstinenzfasten (der Verzicht auf bestimmte Lebensmittel, etwa Fleisch oder Wein, findet sich heute noch bei manchen Menschen zwischen Aschermittwoch und Ostern)

Neben den positiven Effekten auf die Gesundheit des Fastenden sollte der Nahrungsverzicht der Reinigung der Seele dienen, Konzentration und Erleuchtung bringen sowie das Böse abwehren. Die Wahrnehmung, aber auch die Willenskraft sollte durch Nahrungsverzicht verbessert werde. Abnehmen stand also in dieser Zeit **nicht** an erster Stelle, sondern eine Art innerer Reinigung und die religiöse Erleuchtung. Erst mit den Klöstern wurde auch der gesundheitliche Aspekt des Fastens beobachtet und Hildegard von Bingen setzte dies dann auch zu Heilzwecken ein.

Es gibt also bis heute bei den Christen diese 40-tägige, mittlerweile freiwillige, Fastenzeit vor Ostern. Im Judentum gibt es verschiedene, bei orthodoxen Juden verpflichtende, Fastentage zu besonderen Ereignissen. Der Islam hat den als religiöse Bedingung angesehenen Ramadan, der insgesamt 29 Tage dauert. Der Ramadan kommt dem Intervallfasten am nächsten, denn hier wird nicht gänzlich auf Nahrung verzichtet, sondern nur während der Tageszeit. Wer Muslime kennt und von diesen einmal zu einem Abendessen während des Ramadans eingeladen wird, der wundert sich sehr über die Menge an Essen, welche da auf den Tisch kommt. Ich habe das selbst erleben dürfen während meiner Zeit im Hotelgewerbe. Einige psychische Auswirkungen wie etwa die Steigerung der Konzentration und Wahrnehmung sind bis heute bei Fastenden zu beobachten, so paradox sich das im ersten Moment für Dich vielleicht anhört. Nach den ersten Tagen der Umstellung fühlt der Fastende sich allgemein befreiter, leichter, fitter, wacher und konzentrierter. Es gibt auch Untersuchungen zu den Auswirkungen des Ramadans, obwohl hier, wie gesagt in der Nacht gegessen werden darf.

Intervallfasten heißt also, Verzicht auf Nahrungsmittel während einer bestimmten Tageszeit. Welche Forman des Fastens es hier und welche Zeitintervalle möglich sind, wird im nächsten Kapitel genauer erklärt, auch meine Erfahrungen mit den einzelnen Arten des intermittierenden Fastens.

Intervallfasten kannst Du mit jeglicher Ernährungsform, die Du Dir für Dich ausgesucht hast. Ob es sich hier um eine Mischkost gemäß den Regeln der Ernährungspyramide (zu der ich mich hier nicht weiter äußern möchte) handelt oder Du eine eher eiweißhaltige oder kohlehydratreiche Ernährung bevorzugst, ist zweitrangig. Auch Vegetarier und Veganer können intermittierend Fasten.

Das Gute an dieser Art zu Fasten, im Vergleich zu den vorher erwähnten bekannten, religiösen Fastenbräuchen ist, dass man nicht sieben bis vierzehn Tage am Stücke fasten muss, sondern diese sogenannte „Diät" spielend in seinen Alltag integrieren kann. Dabei muss die Ernährung keineswegs umgestellt werden. Während der Fastenphase oder -tage darf und soll gerne Kaffee aber ohne Milch, Wasser und ungesüßter Tee getrunken werden. ACHTUNG hier: Kaffee und schwarzer Tee zählen nicht in die 2 bis 3 l Flüssigkeit, die Du täglich zu Dir nehmen solltest, ganz egal ob Du fastest oder nicht! Stilles Wasser und Kräutertees sind perfekt dafür geeignet sich mit genügend Flüssigkeit zu versorgen. Vielleicht ist es für Dich überraschend wie viele verschiedene Kräutertees und Mischungen es daraus gibt. Früchtetee kalt ist im Sommer eine gute Alternative zu gesüßtem Eistee und Limonade. Du kannst das Wasser auch mit etwas Geschmack anreichern indem Du Minzblätter, Ingwerscheibchen, Zitronenscheiben oder Beeren hinzugibst.

Entgegen der früher auch von Ärzten empfohlenen und heute vom Werbefernsehen vorgespielten Meinung, benötigt Dein Körper keine permanente Nahrungszufuhr. Er ist nicht auf 3 Haupt- und 2 Zwischenmahlzeiten ausgelegt. Ganz sicher vor allem nicht auf süße, ständig erreichbare Snacks. Ein Schlüsselerlebnis hier war nach der Geburt meiner Tochter. Sie hat ab und an die Nahrungsaufnahme einfach komplett verweigert, das war noch bevor sie richtig sprechen konnte. Nun ist aber natürlich bei Omas so, dass der Teller leer gegessen werden muss. Nach vielen ermüdenden Diskussionen und weil die Oma nun einmal drauf bestand, bin ich also mit meinem Kleinkind zum Arzt, und nun dürft Ihr dreimal raten, was er gesagt hat!

Richtig, er hat gesagt, ich soll mir keine Gedanken machen! Kinder essen, wenn sie Hunger haben und vorzugsweise das, was ihr Körper gerade verlangt! Dies funktioniert allerdings nicht, wenn den Kindern anstatt Obst und Gemüse, irgendwelche bunten Produkte aus den Fabriken der Lebensmittelindustrie angeboten werden. Mit diesen niedlichen Packungen bestückt mit Spielfiguren und viel zu viel Zucker, werden Kinder von klein an, an die Aufnahme unnatürlicher Nahrung gewohnt und werden heute viel zu oft und viel zu früh zu Diabetikern, weil der kleine Körper mit der Zuckerschwemme gar nicht umgehen kann! Fazit: Ärzte sind auch der Meinung man benötige regelmäßige Mahlzeiten!

Wer ständig isst, befasst seinen Körper rund um die Uhr mit der Zerlegung und Verwertung der Mahlzeiten. Dein Körper hat gar keine Chance auch aufzuräumen! Schlacken und Gifte zu entsorgen und auszuscheiden. Hereinkommendes Fett und Zucker zu verwenden anstelle alles einzulagern und Depots anzulegen. Durch das intermittierende Fasten gibst Du Deinem Organismus genau die Möglichkeiten in die Hand, seine Aufgaben zu Deinem Wohlbefinden zu erledigen und die bereits eingelagerte Energie, in Form von Fettröllchen, endlich zu verarbeiten und Dir zur Verfügung zu stellen.

Nicht zuletzt im weißen Bauchfett werden, mit der Nahrung aufgenommene Gifte und Schlacken, gelagert. Je mehr Fett Du verbrennst und je mehr Zeit Du Deinem Körper gibst, sich um seine elementaren Aufgaben zu kümmern, desto gesünder wirst Du auch werden, weil er gleichzeitig alle entzündungsgefährdenden Stoffe ausscheiden kann.

Und schließlich wird diese Methode nicht in Quälerei für Dich ausarten, sondern für leicht durchführbar sein. Du musst nämlich nicht verzichten, auch wenn Du Dir Deinen Snackkonsum einmal ansehen solltest! Ein weiterer Vorteil ist, dass es keinen Jo-Jo-Effekt gibt! Nämlich, weil Du auf nichts verzichten musst. Du isst es nur zu einer anderen oder neuen Tageszeit! Der Grund für den Jo-Jo-Effekt ist ja, dass Du während einer sogenannten Crash Diät auf alles verzichtest, was Dir schmeckt, zum Teil Lebensmittel zu Dir nimmst, die Du sonst nie essen würdest und gedanklich meistens damit befasst bist, Dir zu überlegen, wie lange die Diät noch dauert und was Du Dir alles gönnen wirst, wenn sie vorbei ist!

Zudem beruhen diese Diäten mit dem Versprechen schnellstmöglich ein Maximum an Gewicht zu verlieren auf einseitiger Ernährung. Du enthältst damit, Deinem Körper aber auch wichtige Nährstoffe vor. Sind diese noch im Körper eingelagert, dann wird er sie auflösen und für den Abbau von Giften und die Neutralisierung von Säuren verwenden. Du betreibst also gewissermaßen Raubbau an Deinem Körper!

Du reduzierst beim Intervallfasten Nahrung nicht auf Dauer, sondern bestimmst lediglich die Nahrungsaufnahme zeitlich über sechzehn oder mehr Stunden hinauszuzögern, um so dem Körper zu sagen, dass er seine Energie ab jetzt aus den körpereigenen Fettdepots ziehen soll. Dies funktioniert bereits vom ersten Fastentag an. Dein Körper stellt also nicht auf Notprogramm um, sondern auf Reinigung. Ein Herunterfahren seiner Aktivität würde erst nach ein paar Tagen einsetzen. Dies ist auch der Grund, warum sich die Teilnehmer einer kalorienreduzierten Diät oder eines Heilfastenprogrammes nach einigen Tagen schlapp fühlen. Dann nämlich, wenn der Organismus auf Sparflamme stellt!

Die positive Wirkung von Intervallfasten auf den Organismus von Mäusen wurde bereits zu Beginn des 20. Jahrhunderts wissenschaftlich nachgewiesen. Mäuse, die in diesen Versuchen regelmäßig gefüttert wurden, starben früher als Mäuse, die mehrere Stunden am Stück oder sogar einen Tag lang nichts zu fressen bekamen. Auch altersbedingte Krankheiten traten nicht so häufig auf wie bei den täglich gefütterten Mäusen. Sogar eine höhere Stressresistenz und Widerstandsfähigkeit, der sogenannten Resilienz, der fastenden Mäuse war auf Dauer in den vielen Tierversuchen zu beobachten.

Diese wissenschaftlichen Erkenntnisse über das Fasten lassen sich natürlich nicht so ohne weiteres auf den menschlichen Organismus übertragen. Jedoch sind sich viele Wissenschaftler und Ernährungsexperten mittlerweile einig geworden, dass das Fasten, natürlich nur, sofern es richtig durchgeführt wird, zur Abmilderung, in einigen Fällen sogar zur Heilung von Krankheiten wie etwa Rheuma, Adipositas (Fettleibigkeit) oder sogar bestimmten Krebsarten führen kann. Das intermittierende Fasten ist also neben seinen willkommenen Effekten für die gute Figur inzwischen auch medizinisch gesehen ein nicht zu unterschätzendes, den Heilungsprozess unterstützendes Hilfsmittel und wird etwa in der Krebstherapie oder als präventive Maßnahme gegen Diabetes Typ 2, aber auch bei degenerativen Gelenkerkrankungen und Bluthochdruck, als therapeutische Ernährungsform eingesetzt.

Kommen wir zur Erklärung, was genau es bedeutet intermittierend zu fasten!

2. Warum funktioniert das Intervallfasten?

Es gibt verschiedene Varianten des Intervallfastens. Je nachdem was zu Dir, in Dein Leben und Deinen Alltag am besten passt, solltest Du Dich entscheiden ob Du lieber 2 volle Tage die Woche auf Essen verzichten möchtest oder lieber täglich 16 bis 18 Stunden lang. Viele fangen auch mit einem Fastentag pro Woche an, um sich erstmal daran zu gewöhnen und zu erfühlen, wie es ihnen geht an diesem Tag. Wenn Du Dich für das stundenweise, tägliche Fasten entscheidest, dann kannst Du auch mit 14 oder 16 Stunden ohne feste Nahrung anfangen und langsam auf die 18 oder sogar 20 Stunden steigern. Viele lebenslang Fastende tun es mit der Stundenvariante. Es gibt aber auch einige Wenige, die Essens- und Fastentage im Wechsel durchführen. Wir wollen aber hier nun nicht über die Zukunft, sondern Deinen Einstieg in das Intervallfasten schreiben.

Wie beginnst Du also und benötigst Du irgendwelche Vorbereitungen? Im Unterschied zum Heilfasten oder Suppenfasten gibt es hier keine Einstiegstage. Du kannst intermittierendes Fasten ohne lange Planung sofort beginnen!

Es ist ohne ärztliche Aufsicht möglich, da es im Prinzip keine Kalorienreduktion gibt und man diese Art zu Fasten streng genommen nicht einmal als Diät bezeichnen kann. Wer an Diabetes oder Adipositas leidet, ist aber immer gut beraten, wenn er sich mit seinem Arzt in Bezug auf Änderungen in der Ernährungsweise abstimmt.

Also, was genau sollst Du nun tun?

Da die am weitesten verbreitete Variante 18:6 ist, will ich Dir diese hier intensiv vorstellen und mit Dir gemeinsam erarbeiten, wie Du sie in Dein Leben integrieren kannst!

Wie schon erklärt ergibt sich durch das Fasten immer eine größere geistige Klarheit und damit eng verbunden eine vermehrte Schaffenskraft. Du kannst das nutzen, indem Du morgens auf Dein Frühstück verzichtest und Deine Fastenphase vom Abendessen bis zum Mittagessen am nächsten Tag einlegst. Kaffee oder Tee als Muntermacher sind natürlich erlaubt! Wenn Du ohnehin immer nur schnell im Stehen Dein Müsli gelöffelt hast oder im Gehen einen Bagel verzehrt hast, dann lass dies in Zukunft einfach weg. Frühstück ist kein MUSS, auch wenn die Werbung der bunten Flockenhersteller etwas anderes behauptet. Es gibt Fastende darunter auch mich, für die ist es sogar eine Erleichterung, wenn sie sich nicht mehr darum kümmern müssen vor der Arbeit noch schnell etwas Essbares aufzutreiben und in sich hineinzustopfen. Du wirst feststellen, dass das bekannte Leistungstief gegen 10 Uhr morgens damit ausbleibt. Dieses Tief ist nichts anderes als das Zeichen dafür, dass der Zucker aus dem Frühstück verbrannt ist und Dein Körper dann wieder danach schreit. Er benötigt ihn aber nicht! Am Anfang wird es, nicht zuletzt die Gewohnheit sein, die Dich zu einem Griff in die Snacklade veranlasst, denn das tatsächliche Bedürfnis. Zur Vermeidung dieser unnötigen Zuckerzufuhr räumst Du am besten alle vorher griffbereiten Süßigkeiten aus den Augen.

Zu Mittag kannst Du dann schon Essen wie gewohnt. Der Salatteller mit Brötchen, die Spaghetti, Pizza oder was auch immer Du gerne magst sind erlaubt. Mach Dir aber bewusst, dass weißes Mehl im Körper in Zucker zerlegt wird und Du womöglich nach Abfall des Zuckerspiegels wieder Nachschub an Süßem brauchst. Zwischenmahlzeiten solltest Du, langsam, aber sicher auch beim Intervallfasten abbauen. Für das Abendessen gilt dasselbe. Du kannst Dir gönnen worauf immer Du Lust hast oder gerade im Angebot ist. Auch Desserts sind kein Problem und selbstverständlich auch nicht das gelegentliche Glas Wein oder Bier dazu. Wenn Du nun nach dem Abendessen nicht zur Tüte Chips greifst, um diese mehr unbewusst als, weil Du es bräuchtest, vor Dich hinzuknabbern, dann hast Du Deinen ersten Tag des intermittierenden Fastens auch schon erfolgreich absolviert.

Gehörst Du zu den Menschen, die immer schon früher aufgestanden sind, um sich ein reichliches Frühstück zu gönnen, dafür aber am Abend eher nur schnell etwas Kaltes essen, dann drehst Du die Stunden eben um! Genieße Dein Frühstück wie gewohnt, versuche auf eine Zwischenmahlzeit Mitte des Vormittages zu verzichten und gönne Dir Dein gemütliches Mittagessen im Kreis der Familie oder Kollegen. Du verzichtest eben auf das Abendessen und hältst so Deine 14 bis 18 Stunden Fastenphase ein.

Überlege Dir einfach, was am besten in Deinen Tagesablauf passt! Oft ist das Abendessen das einzige gemeinsame Mahl einer Familie. Dann fällt es womöglich leichter auf das Frühstück zu verzichten. Es liegt ganz allein an Dir, wann Deine Fastenstunden beginnen.

An der Kalorienzufuhr wird also nichts oder nur wenig geändert, was führt beim Intervallfasten dennoch zur Gewichtsreduktion? Nicht die Menge der Nahrungszufuhr wird groß geändert, sondern das Zeitfenster, in dem die täglichen Kalorien aufgenommen werden. In den ungefähr 16 Stunden Fastenperiode darf selbstverständlich Wasser, ungesüßter Tee und Kaffee (im Idealfall ohne Milch) getrunken werden. Das gibt Deinem

Organismus die Möglichkeit ordentlich zu verdauen und die benötigte Energie gegebenenfalls aus den vorhandenen Reserven zu ziehen. Meist liegen die einzelnen Mahlzeiten des Tages ca. 5 bis 6 Stunden auseinander, was an sich in Ordnung wäre. Die die meisten unter uns jedoch mit Snacks und Zwischenmahlzeiten auch noch unterbrechen. So gibst Du Deinem Körper sicher nicht die Möglichkeit, auf bestehende Fettdepots zur Energiegewinnung zurückzugreifen und diese zu verbrennen. Bei einer mindestens 16 Stunden andauernden Fastenphase pro Tag ist das jedoch möglich.

Auch die 5:2-Methode ist zu empfehlen, da man nur an zwei Tagen fastet, was ziemlich leicht und ohne ein allzu großes Gefühl von Verzicht durchzuführen ist. Viele entscheiden sich hier, für das Wochenende, wenn sie Zeit zur Entspannung und Regeneration haben. Montags bis freitags kannst Du weiterhin ganz normal essen. An den beiden Fastentagen ist dann pro Tag Null-Diät angesagt und so bekommst Du früher oder später auch den erwünschten Gewichtsverlust, allerdings ohne den Jo-Jo-Effekt, da Du die meiste Zeit der Woche normal essen darfst und Dir nichts verbieten musst. Erscheinen Dir 2 Tage hintereinander zu viel auf einmal, dann kannst Du Dir selbstverständlich Deine eigenen Fastentage suchen. Bevor Du das erste Wochenende meinst hungers zu sterben, kannst Du zu Gemüsebrühe greifen, anstatt von Mahlzeiten.

Fasten ist also eine relativ milde Art und Weise, seinem Körper und besonders seinem Geist wieder beizubringen, dass er für eine bestimmte Dauer ohne Nahrung auskommen kann. Du kannst Dir diese beiden Fastentage ans Wochenende legen, unter die Woche regelmäßig verteilen oder jede Woche neu einteilen, je nachdem wie Dein Terminplan aussieht! Wenn Du die Fastentage auf einzelne Tage unter der Woche verteilst, kommst Du sicher einen Tag nur mit Kaffee, Tee und Wasser zurecht. Kommt Dir dies für den Anfang zu wenig vor, dann kannst für einen noch sanfteren Einstieg, wie schon gesagt, auch hier anstelle der Mahlzeiten Gemüsebrühe trinken. Nur Essen sollst Du absolut NICHTS!

Je nachdem welches Ziel Du erreichen möchtest, solltest Du Dir überlegen, welche Methodik passend ist. Durch das tägliche Fasten wirst Du schneller ein paar Pfunde verlieren und Ergebnisse sehen, denn durch nur einen oder zwei volle Tage die Woche. Vor allem, wenn Du an Deinen normalen Tagen zu viele Zwischenmahlzeiten und gesüßte Getränke zu Dir nimmst. 3 bis 5 kg wirst Du je nach ausgehendem Gewicht und Bewegung jedenfalls verlieren, wenn Du 14 Tage eine tägliche Fastenzeit einhältst und Deine Snacks für diese Zeit in den Vorratsschrank sperrst.

3. Wie kannst Du das Intervallfasten schnellstens umsetzen?

Was die genaue Zusammensetzung oder auch die Menge Deiner Mahlzeiten angeht, gibt es beim Intervallfasten im Gegensatz zu den meisten Diäten keine strikten Verbote eines oder mehrerer Nahrungsmittel. Mit 16- bis 18-stündigen Fastenphasen täglich und dem Verzicht auf diverse Süßigkeiten, gepaart mit ein bisschen Bewegung, ein Spaziergang würde reichen, wirst Du langsam, aber sicher Gewicht verlieren und Deiner Gesundheit viel Gutes tun.

Müssen 3 bis 5 kg schneller runter, weil eine Hochzeit vor der Tür steht, der Urlaub gebucht ist oder Du Dich einfach schneller wieder mit Deinem Spiegelbild anfreunden willst, dann kannst Du mithilfe des Intervallfasten Deine Gewohnheiten langfristig komplett umstellen oder kurzfristig außen vor lassen und wirst dennoch, wenn Du Dich weiterhin mit Fastenphasen beschäftigst keinen Jo-Jo-Effekt auf Deiner Waage erkennen! Bevor Du Dir für die schnellen 3 kg eine der Diäten aus diversen Magazinen überlegst, die Du beim Frisör Deines Vertrauens in die Hände gedrückt bekommst um beschäftigt zu sein, nimm Dir hier ein paar Tipps zu herzen und Du wirst mit dem Intervallfasten auch innerhalb von nur wenigen Tagen am Ziel sein!

Um nun schneller an Dein Wunschgewicht zu kommen, kannst Du sofort in die 18-stündige Fastenphase einsteigen oder Deine Essenstage mit kompletten Fastentagen im Wechsel führen. Das klingt erstmal ein bisschen viel, aber ich habe jahrelang so gelebt und es ist viel einfacher auszuhalten, als Du denkst. Und mit den nun folgenden Tipps werden Deine Pfunde um ein Vielfaches schneller purzeln:

-   Checke Deine Vorräte an süßen und salzigen Knabbereien und bring sie vor Dir selbst in Sicherheit. Sie werden sich anstatt griffbereit am Wohnzimmertisch oder dekorativ auf dem Schreibtisch, auch ein paar Tage lang in Deinem Küchenschrank oder Lagerraum wohlfühlen. Was Du nicht ständig vor Augen hast, wird Dich auch nicht zum Zugreifen animieren! Vertraust Du Dir selbst nicht ganz? Deponiere die Dinge bei Deinem Nachbarn, Deinen Freunden und weihe sie dann auch gleich in Deinen Plan mit ein! Je mehr Menschen über Deine Aktion Bescheid wissen, desto eher wird es Dich zum Durchhalten animieren, denn die Blöße des Aufgebens wirst Du Dir, bei dieser Einfachheit, wohl nicht geben wollen!

- Ersetze diese Zwischenmahlzeiten auch nicht durch Nüsse und Obst. Nüsse bringen Dir für einen raschen Abnehmerfolg zu viel Fett und Obst nun einmal Zucker.

- Wenn Du in den ersten Tagen das Gefühl hast, Du hast Hunger dann trink erst ein Glas Wasser oder Kräutertee und sieh, ob das Hungergefühl bleibt oder vielleicht eher ein Anzeichen von Gewohnheit und Lust war. Tee gibt es in vielen verschiedenen Geschmacksrichtungen, leg Dir ein paar davon zu und hab Spaß am Verkosten. Viele von uns sind pures Wasser gar nicht mehr gewohnt vor lauter gesüßten Angeboten. Du kannst dir Zitronenscheiben, Ingwer oder auch Beeren ins Wasser geben und den Geschmack annehmen lassen! Aber bitte, nicht essen!

- Trinke nicht während dem Essen, Du verdünnst damit nur Deine Verdauungssäfte und erschwerst Deinem Magen das Herauslösen der wertvollen Inhaltsstoffe. Trink eher vor und nach dem Essen, im Abstand von ungefähr einer halben Stunde Wasser, Tee oder Kaffee.

- Smoothies sind zwar eine vernünftige Lösung für die Zufuhr von Vitaminen und sekundären Pflanzenstoffen, vor allem wenn man Salat, Grünkohl und all die anderen gesunden, grünen Blätter nicht so essen mag, aber sie sind auch wahre Kalorienbomben, wenn sie als Getränk oder Snack genommen werden. Oft werden sie, um den Geschmack zu verbessern, mit jeder Menge Obst gemixt. Smoothies sind zwar eine gesunde Alternative aber zählen als vollwertige Mahlzeit. Dies soll Dich nicht daran hindern sie zu Dir zu nehmen, aber mit Smoothies als Zwischendurch-Genuss wirst Du den gewünschten, schnellen Abnehmerfolg nicht sehen! Ganz im Gegenteil, Du kannst mit Smoothies zwischendurch ganz leicht zusätzliche Kilos ansetzen! Glaub mir, ich habe es erlebt!

- Auch wenn Du mit Sport so gar nichts am Hut hast, wird Bewegung Dein Ziel schneller an Dich heranführen. Bevor Du erstmal Ausrüstung einkaufst oder eine Mitgliedschaft im nächsten Fitnessclub vereinbarst, versuche eine Station von Bus oder Bahn zu Fuß zurückzulegen. Nimm die Treppe anstatt des Aufzuges oder erledige Deinen Einkauf per Pedes. Dein Körper wird es Dir Danken und Du wirst diese leichte Bewegung sehr schnell nicht mehr missen wollen. Nimm Dir vor allem wenn Du eher zur Kategorie Sofabewohner gehörst nicht zu viel für den Anfang vor! Auch 100 Meter gegangen sind verbrauchte Kalorien. Steigere sowohl Dein Tempo als auch die Länge des Spazierganges täglich – Du musst nicht wie ich 4 Kilometer täglich mindestens abspulen!

- Je mehr Kohlehydrate Du weglassen kannst, desto schneller werden die Kilos purzeln. Es muss nicht täglich Pizza oder Pasta sein. Kartoffeln erheben ebenso wenig wie Reis den Anspruch zu jedem Essen als Beilage gereicht werden zu müssen. Versuche stattdessen mehr Gemüse in Deinen Speiseplan einzubauen. Karotten oder Rüben brauchen im Wasser genauso lange, um weichgekocht zu werden, wie dies Kartoffeln tun, bringen aber wesentlich weniger Kohlehydrate mit. Broccoli und Blumenkohl benötigen noch weniger Zeit, um bissfest serviert werden zu können. Zu jeder Jahreszeit gibt es eine Menge an saisonalen Sorten, welche Du verkosten kannst und damit Deine Kohlehydrate langsam, aber sicher ersetzen. Versuch wenigstens einmal Salat. Grüne Blätter mit Zitronensaft und gutem Olivenöl oder auch Balsamico sind etwas Hervorragendes und füllen den Magen!

- Es gibt unter den Lebensmitteln sogenannte Fatburner. Gewürze und Obst oder Gemüse, welche Inhaltsstoffe haben, die das Verbrennen von Fett unterstützen. Dazu gehört zum Beispiel Zimt. Gib einfach eine Prise dieses aromatischen Gewürzes in Deine Tasse Kaffee. Auch Chilis oder scharfe Paprika helfen Fett schneller loszuwerden. Würze Deine Salate und Gerichte doch vermehrt damit, sie müssen nicht brennen wie ein Hexenkessel, eine Messerspitze reicht, wenn Du es regelmäßig machst.

Hältst Du Dich an Deine Fastenphase und an diese zusätzlichen Tipps wirst Du innerhalb von 14 Tagen auch mehr als 5 kg verlieren können. Und auch wenn Du nach den schnellen Erfolgen wieder mehr Nudeln, Reis oder Brot isst, Dich aber weiterhin an Deine Fastenzeiten hältst, werden diese Kilos nicht mehr zu Dir zurückkommen und Du kannst getrost Deinen Schrank ausmisten! Je nachdem wo Dein Ausgangsgewicht lag und wieviel Du Dich tatsächlich bewegst in diesen Tagen, kannst Du auch 6 bis 8 kg verlieren. Bedenke aber, dass ein zu schneller Gewichtsverlust womöglich auch nicht das Gesündeste ist. Wenn Dein Körper beginnt Deine Fettreserven zu schmelzen, dann werden die dort eingelagerten Schlacken und Gifte freigesetzt und Du solltest Deinem Organismus auch die Gelegenheit geben, diese auf natürlichem Wege abzubauen.

In den Rezepten wirst Du Tipps finden für gesunde Leckereien und eine basenüberschüssige, bewusste Ernährung. Je mehr Du davon umsetzt und in Deinen Tag neben dem Intervallfasten einbaust, desto schneller und nachhaltiger wird Dein Erfolg sein. Du wirst auf kaum etwas verzichten und Dein Aussehen und Deine Gesundheit werden es Dir lange danken. Im letzten Kapitel bekommst Du noch eine Linkliste zu weiteren Rezeptideen!

Bist Du im Urlaub und gönnst Dir doch das ausufernde Buffet am Morgen und den einen oder anderen fruchtigen Cocktail an der Poolbar, kannst Du das bisschen mehr, welches Du womöglich nach 2 Wochen Ferien mit nach Hause nimmst, durch die Wiederaufnahme Deiner Fastenphasen im Handumdrehen wieder abbauen. Bist Du einmal an diese Lebensweise gewöhnt werden die Gelüste auf alles Ungesunde im Angebot nach und nach verschwinden. Du kannst Dir aber jederzeit die Torte bei der Familienfeier oder das Glas Wein mit den Freunden erlauben!

4. Wie wirkt sich Intervallfasten auf Deine Gesundheit aus?

Neben den purzelnden Pfunden hat das intermittierende Fasten noch unzählige weitere Vorteile im Gepäck. Du wirst sie nicht mehr missen wollen und Dein Spiegelbild Dein neuer bester Freund!

Dass ein Zuviel an Gewicht Deinen Körper und Deine Gelenke belastet ist hinlänglich bekannt. Es bringt auch unschöne Streifen auf der Haut, welche nur schwer wieder wegzubringen sind, ähnlich wie Schwangerschaftsstreifen, nur verteilt auf viel mehr Stellen an Deinem Körper. Mit Intervallfasten werden alle Deine Schwierigkeiten verschwinden und sich auch Dein Blutbild nachhaltig verbessern.

Diabetes wird vorgebeugt und verschiedene Krebsarten sowie Herz- und Gefäßerkrankungen tauchen gar nicht erst auf, weil Dein Körper durch die täglich stattfindende Entgiftungsphase alle schädlichen und entzündungsfördernden Stoffe in Ruhe ausscheiden kann. Nicht zuletzt wird sich Deine Verdauung wieder optimieren und als Erstes wirst Du erkennen, dass Völlegefühl, Blähungen oder Verstopfung der Vergangenheit angehören. Diese sogenannten Zivilisationserkrankungen sich nämlich erst durch das Überangebot an essbaren Mitteln entstanden, obwohl der Körper sie gar nicht braucht!

Durch den Versuch an den Mäusen weißt Du ja schon, dass intermittierendes Fasten bei Ihnen auch zu einer längeren Lebensdauer geführt hat! Auch wenn betont werden muss, dass es noch keine Langzeitstudien für Menschen gibt, so ist es doch nur eine logische Konsequenz, dass ein gesunder, weil regelmäßig entgifteter und entschlackter Körper auch eine Chance auf ein längeres Leben hat, denn ein mit verschiedenen unnötigen, sogenannten Lebensmitteln vollgestopfter.

Die vor allem beim religiösen Fasten angesprochene geistige Klarheit hilft die Gehirnfunktionen zu verbessern. Dein Gehirn ist nicht mehr nur mit der Steuerung der Verdauung und der Nivellierung Deines Zuckerlevels im Blut befasst, sondern kann zu Höchstleistungen auflaufen und so Demenz und Alzheimer vorbeugen. Nicht umsonst berichten viele Langzeitfastende von mehr Konzentration während der Arbeit und bei Meetings. Studierende können den Vorträgen im Hörsaal weit besser folgen, wenn sie das Frühstück weglassen. Dein Körper und Dein Gehirn laufen auf Hochtouren, aber eben nicht, weil sie gerade jede Menge Getreideflocken oder süße Teilchen verdauen müssen und Dir die Bitte um Nachschub anzeigen.

Durch diese tägliche Entgiftung während der Fastenphasen können Entzündungen im Körper vorgebeugt werden. Dein Organismus wird insgesamt widerstandsfähiger und kommt auch mit der nächsten Grippewelle viel besser zurecht. Er kann sich einfach mehr auf die Abwehr von Bazillen und Viren kümmern, denn um den Abbau des letzten eher ungesunden Snacks.

5. Wie passt Intervallfasten zum Sport?

Bewegung oder Sport sollten zu Deinem Leben gehören, ganz egal ob Du Intervallfasten zu Deinem Lifestyle zählst oder nicht. 20 Minuten Spaziergang in der Natur, zumindest an der frischen Luft bringen Deinen Kreislauf in Schwung und können in jeder Lebenslage und bei jedem Wetter genossen werden.

In Sachen Bewegung ist beim Intervallfasten im Grunde genommen alles erlaubt. Es kommt ganz darauf an, ob und wie viel Sport pro Woche oder gar täglich Du gewohnt bist. Denn auch bei Bewegung gilt, Du musst nichts ändern und auf nichts verzichten. Man muss also als vormaligee „Sofa-Kartoffel" nichts übers Knie brechen, weil man nun im Intervallfasten seinen neuen Lebens- oder Abnehm-Plan entdeckt hat. Wie auch beim Einstieg zum geänderten Ernährungsrhythmus solltest Du Dich beim Sport langsam herantasten. Finde heraus, was Dir Spaß macht, wenn Du vorher noch keine Sportskanone warst. Hier auch gleich ein paar Ideen für sanfte Bewegungsarten, um die Pfunde noch besser zum Purzeln zu animieren:

- Schwimmen oder Aqua Gymnastik: Durch den Auftrieb des Wassers ist dies vor allem für richtig übergewichtige Personen zu empfehlen, die Gelenke werden geschont, da der Körper beim Gehen im Wasser nicht das volle Gewicht allein tragen muss. Schwimmen ist zudem ein Sport, der viele unterschiedliche Muskelpartien beansprucht, immer vorausgesetzt Du schwimmst auch ein paar Bahnen und hüpfst nicht nur der Erfrischung wegen in das Wasserbecken!

- Spazieren oder Walken sind immer eine gelenkschonende Einstiegsmöglichkeit in die Welt der Bewegung und dem Spaß daran. Ob Du entlang von Seen, in Parkanlagen oder einfach rund um den Häuserblock wanderst, ist erstmal komplett egal. Wichtig ist es die Erfahrung regelmäßig, bestenfalls täglich, in Deine Planung mit einzubauen. Wer nun meint, er hätte dafür keine Zeit, der kann einfach hergehen und anfangen Treppen anstatt Aufzüge zu nützen und vielleicht auf dem Weg nach Hause einmal versuchen eine Busstation zu Fuß zurückzulegen.

- Yoga und Fasten gehören in vielen Teilen der Welt ohnehin zusammen, warum es nicht einmal im Zuge des Intervallfastens testen? Bald jede Stadt bietet Kurse an, auch viele Fitnesscenter haben Yoga für Einsteiger und Fortgeschrittene im Repertoire.

- Radfahren ist für Einsteiger ebenfalls eine gute Wahl. Es ist, solange man sich erstmal an ebene Wege hält, schonender für die Gelenke als Joggen und bringt auch nicht so rasch außer Puste. Mit einem E-Bike sind auch Steigungen leicht anzugehen und der Heimweg kein Problem. E-Bikes kannst Du in fast jedem Sportgeschäft leihen, gönne Dir den Spaß und probiere es einfach aus.

Sportler und Intervallfasten ist ein eigenes kleines Kapitel. Da Du ja eine sehr sportliche Person sein könntest und das Intervallfasten vielleicht eher Deiner Gesundheit zuliebe machst, denn um Dein Gewicht zu reduzieren, hier der Einfluss von Intervallfasten auf Deine zukünftige, sportliche Leistungsmöglichkeit. Triathleten und betreuende Mediziner, sowie Radsportler haben das Intervallfasten während Trainings- und Leistungsperioden inzwischen getestet und sind zu dem Schluss gekommen, dass sie noch mehr Fett verbrennen und auch leichter Muskelmasse aufbauen konnten. Dies ergibt sich vor allem, wenn das Training zum Ende der Fastenphase, also vor der ersten Mahlzeit, absolviert wird. Dadurch das die leicht verfügbaren Glukosespeicher gegen Ende der Fastenphase geleert sind, bleibt dem Körper nur die Möglichkeit auf die eingelagerten Fette zuzugreifen. Zudem werden durch das Fasten vermehrt Wachstumshormone ausgeschüttet und diese beschleunigen den Muskelaufbau durch das Training.

Was Du als intermittierend fastender Sportler beachten solltest:

- Je nachdem wie Du bis jetzt trainiert hast, musst Du Deinen Tagesplan diesbezüglich nicht ändern, solltest dann aber vor dem Training nicht Deine Hauptmahlzeit zu Dir nehmen. Maximal 20 % der Tagesration Kalorien sind empfohlen.
- Die besten Ergebnisse wurden erzielt, wenn das Training gegen Ende der Fastenphase angesetzt war und danach die erste Mahlzeit der Essensphase angelegt.
- An trainingsfreien Tagen kannst Du grundsätzlich essen, wie es in Deine Fastenzeiten passt oder Du am besten gemeinsam mit Familie oder Freunden essen kannst. Ist der Fasteninterval 5:2 wird oft Training und Essen zusammengelegt und der Fastentag zur Regeneration benutzt.
- Je nach dem Ziel, das Du Dir für den Sport gesetzt hast, Muskelaufbau oder zusätzliche Hilfe beim Fettabbau, kannst Du auch die Nährstoffe variabel zusammenstellen und an Tagen mit intensivem Training mehr Kohlehydrate zu Dir nehmen.

Auch hier setze ich Dir im letzten Kapitel ein paar weiterführende Links.

6. Intervallfasten meine Lebensphilosophie!

In diesem Kapitel wirst Du viel über die Erfahrungen von Leuten lesen, die sich seit Jahren so ernähren und das intermittierende Fasten als fixen Bestandteil ihres Lebens betrachten. Sie fühlen sich wohler, allgemein gesünder und sind aktiver und konzentrierter in ihrem Job.

Nicht wenige davon sind zumindest arrivierte Freizeitsportler oder kommen aus dem medizinischen Bereich. Auch meine Erfahrungen und meine Lebensweise werde ich Dir hier genauer beschreiben und hoffe, dass es zum Nachmachen einlädt. Ich kann nur für mich sprechen oder Blogger zum Thema zitieren, aber glaub mir, so wohl hast Du Dich schon lange nicht mehr gefühlt, wenn Du beginnst nach diesem Plan zu leben!

Erfahrungsberichte und Blogs der Intervallfastenden beginnen oft damit, dass ihnen gefällt, dass sie auf keine liebgewonnenen Speisen und Getränke verzichten müssen. Sie essen sie einfach nur zu einer anderen Tageszeit. Darin ist auch schon die langanhaltende Wirkung dieser Lebensführung erklärt. Kein Verzicht – nur Verschiebung. Der Einstieg fällt somit viel leichter, als müsste man erst neue Zutaten und Nahrungsmittel in den Supermärkten ausfindig machen, um seinen Abnehm-Plan oder neuen Lifestyle zu starten.

Ich habe viele Ernährungsweisen ausprobiert, weil ich versucht habe meine Hautkrankheit via Ernährungsumstellung in den Griff zu bekommen. Ich weiß genau wie das ist, wenn man Zutaten und empfohlene Nahrungsmittel, wie früher Jäger und Sammler, erst mühsam im Internet zusammensuchen muss. Und ohne nun Werbung machen zu müssen, ich wurde intensiv auf Amazon fündig und habe mich dann dort zu den jeweiligen Produzenten weiterführen lassen und oft letztendlich direkt bestellt!

Und dann ist da auch noch diese Sache im Gehirn. Aus Erzählungen von Zucker- oder Alkoholsüchtigen wissen wir, dass wenn sie versuchen auf ihre Droge zu verzichten, ihre Gedanken rein darum kreisen. Sie greifen wieder zu und finden sich zurück, gefangen in einem Teufelskreis. Dasselbe passiert vor allem Frauen mit Diäten und dem Jo-Jo-Effekt. Sie nehmen sich eine schnelle Diät vor und haben die ganze Zeit die Bilder der Speisen vor sich, die sie sich versagen müssen. Kaum ist die Diät vorüber, wird geschlemmt und sich gegönnt und der Verzicht schneller wieder aufgeholt, als er vorher abgearbeitet wurde. Ich denke das Thema fehlgeschlagener Diäten und Jo-Jo-Effekt würde allein eine ganze Buchserie füllen können.

Intervallfasten verbietet nichts! Ob Nudeltiger oder Salatliebhaber, jeder kann einsteigen und seinen Nutzen finden. Gerade das Wohlgefühl, welches sich durch die verbesserte Gesundheit und das eingependelte Gewicht einstellt, lässt die Leute dabeibleiben. Und mit der Zeit lernt man auch, dass Ausrutscher verziehen werden. Findet einmal eine Essenseinladung statt für einen Zeitpunkt, den man normalerweise fasten würde, so verschiebst Du einfach Deine Fastenzeit an diesem Tag oder machst am nächsten Tag einen vollen Fastentag. Kein Problem. Von einmal Brunchen gehen mit Deinen Freunden wird Dein Organismus nicht gleich wieder in Unordnung gebracht. Du wirst aber merken, dass Du auch mit Wasser, Tee und gegebenenfalls einem Drink einer Party beiwohnen kannst und auf das Essen verzichtest, schlicht, weil Du keinen Hunger hast.

Dein Körper hat nämlich grundsätzlich gar nicht so oft Hunger, als Du denkst. Oft wird dieses Gefühl mit Appetit und Lust auf Essen verwechselt und in unserer zivilisierten Gesellschaft wird einfach oft bei Treffen Essen serviert, ohne dass überhaupt jemand Hunger hätte, aber man isst, weil es sich so gehört. Mit dem Intervallfasten lernst Du Deinen Körper und Deine Bedürfnisse im Bereich Nahrung ganz neu kennen. Du erfährst, dass ein leerer Magen nichts Ungewöhnliches ist und schon gar nicht zu einem Leistungstief führt. Du erkennst ebenso wie lange Dein Organismus benötigt, um die Mahlzeiten zu verdauen. Da Du nicht mehr ununterbrochen Dinge in Dich hineinstopfst lernst Du, dass Dein Magen mehrere Stunden benötigt um einer Portion Pasta oder einem Steak Herr zu werden. Und während dieser Zeit braucht er ganz sicher keine Neuzufuhr. Ich habe zu diesem Thema ein ganzes Buch gelesen, leider habe ich es nicht mehr, sonst würde ich es Dir ans Herz legen. Nur soviel noch gesagt: die Melone braucht maximal eine halbe Stunde, um Deine Verdauung zu passieren und der Schinken, der dazu gereicht wird, benötigt mindestens 2! Du kannst Dir vorstellen, was nun mit einem Mix daraus passiert! Der Nahrungsbrei liegt im Magen und bevor der Schinken auch nur beginnt sich aufzulösen ist der Teil der Melone schon damit befasst einen Gärprozess einzuleiten! Blähungen herzlich willkommen!

Eine weitere Feststellung der intermittierend Fastenden ist, dass sie keine Lust auf süße oder salzige Snacks mehr verspüren. Abgesehen davon, dass der Körper sie ohnehin nie gebraucht hat, beginnt auch der Kopf auf Stress anders zu reagieren. Nicht selten beginnt mit dem Intervallfasten erst die Ernährungsänderung. Ungesundes wird mehr und mehr weggelassen und es bleibt mehr Energie und auch Geld, um sie in gesunde Lebensmittel zu investieren. Es macht Spaß auf Bauernmärkten die schönsten Obst-, Salat- und Gemüsesorten zu finden und auch mit neuen Rezepten zu experimentieren. Nicht selten beginnen die Langzeitfastenden sich mit eigenem Garten, Kräutern und dem Herstellen von Marmeladen, Sauergemüse und Pestos oder Chutneys zu beschäftigen. Industriell gefertigte, sogenannte Lebensmittel sind in diesen Haushalten nach einigen Monaten kaum mehr zu finden.

Wie schon zu Anfang des Buches berichtet habe ich intermittierend gefastet, ohne zu wissen, was genau ich hier tue und dass dies ein Ernährungs- oder Lebensplan sein könnte. In jungen Jahren habe ich mein Gewicht spielend gehalten indem ich einen Tag gegessen habe und den nächsten eben nicht. Dann habe ich wieder gegessen und so weiter und so fort! War ich eingeladen habe ich geschlemmt und jeder hat sich über mich gewundert und gefragt, wie ich denn meine Figur behalte? Habe ich geantwortet konnte sich niemand vorstellen, dass dies gesund wäre. Mir war das eigentlich ganz egal, ich habe mich Rundum wohlgefühlt und nach und nach auch bei den verführerischen Buffets eher genascht denn Teller überhäuft.

Im Zuge einer neuen Partnerschaft ist mir diese Lebensweise leider abhandengekommen und ein ewiges Ab und Auf meines Gewichtes war jahrelang mein Problem. Dabei fing es so harmlos mit einem Brotbackofen an und der Überzeugung meines damaligen Mannes, ohne vernünftiges Frühstück könne man einfach nicht in den Tag starten. Neben meinem Gewicht hat diese Ernährung auch meiner Haut massiv Probleme bereitet und anstatt einfach zu meinem gewohnten Essrhythmus zurückzukehren, habe ich angefangen andere Ernährungsweisen zu versuchen. Mal hat das Gewicht wieder gepasst, aber die Haut war unendlich krank. Mal war mein Hautbild besser, dafür die Konfektionsgröße in einer neuen Art von Geschäft zu finden! Der nette Jo-Jo-Effekt hat meiner Haut an Stellen, die wir im Sommer mit Bikini kaum verdecken, auch noch zu einem Streifenhörnchen Muster verholfen. Na, Danke erstmal!

Nach Jahren am Anfang meiner Trennungsphase von diesem Lebensabschnittspartner bin ich zurückgekehrt zu meiner vorherigen Lebensweise! Ich habe Frühstück nie gemocht. Habe ich es gegessen, war ich den ganzen Tag hungrig! Habe ich es ausgelassen, konnte ich den vollen Tag arbeiten, aktiv sein, kurz habe enorm mehr weitergebracht, also mit dieser ersten Mahlzeit des Tages. Grundsätzlich stellt sich Hunger bei mir ein, wenn die Luft dunkel wird. Ich bin ein Abendesser und ich stehe dazu und da schlemme ich auch gelegentlich und schwelge in langen Menüs. Nach einem halben Jahr des intermittierenden Fastens, indem ich schlicht das Frühstück ausgelassen habe und Mittag nur eingenommen, wenn ich grad eingeladen war, hatte sich mein Gewicht wieder eingependelt und meine Haut ist seither strahlend rein! Ein paar Fältchen sind dazugekommen, aber ich denke die kommen vom Lachen! Meine Kleidergröße hat sich auf meine 20er Jahre eingestellt, obwohl ich mittlerweile den 40. Geburtstag hinter mir gelassen habe. Erstaunt wieviel ich nicht wegwerfen konnte, trage ich heute Kleidungsstücke, die wieder im Kommen sind und mir vor 20 Jahren gepasst haben, wie heute!

Und das alles, weil ich das Frühstück weglasse und meinem Körper folge! Ansonsten bin ich ein Freund des Low-Carb, denn ich bin bekennender Fleischesser, dafür hat der Herrgott die Kartoffeln, Reis und Weizen für mich nicht wachsen lassen. Ich fühle mich schlicht nicht wohl mit Pizza und Pasta, aber wehe Du machst mir mein Steak streitig! Ich liebe auch Fett! In Form von Olivenöl aus allen Mittelmeerländern, Lardo – herrlich was die Italiener nicht alles haben, Salami sowieso, aber auch der österreichische Tafelspitz darf gerne einen Fettrand haben und die Schweinshaxe wenn sie kracht ..... lassen wir das, es ist Nachmittag und ich bin in Skandinavien im Sommer, bis hier die Sonne untergeht, muss ich noch lange warten ⍰

Fasziniert stehe ich manchmal an der Supermarktkasse und sehe mir an, was die Leute heute so alles einkaufen. Ich weiß nicht wann sie das alles essen! Wann genau benötigt Dein Körper Müllers Milchreis? Ist das Dein Frühstück? Dein Mittagessen? Wann essen die Leute dann ihren Salat? Ihre Wurst? Wozu braucht man Schokopudding mit Sahne aus dem Plastikbecher? Flavoured Chips und Nachos und was es nicht alles gibt! Wann bitte schön isst man das alles? Ersetzt es Mahlzeiten? Wenn ja, ok, vielleicht! Ich befürchte aber, das tut es nicht!

Du musst nicht so wie ich 10 Liter fassende Tontöpfe kaufen und Sauerkraut, gesäuerte Karotten oder Rote Beete selbst herstellen. Auch musst Du Deine Terrasse nicht mit Chilipflanzen und Tomaten überfüllen, geschweige denn Dir die Nächte mit Deiner Tochter bei der kompletten „Herr der Ringe" Trilogie um die Ohren schlagen, weil Du 20 Kilogramm Tomaten in Tomatenmark verwandeln willst. Du solltest Dir aber Gedanken machen, über das Woher Deiner Lebensmittel!

Lass Dich ebenso faszinieren von der neuen Energie, die Du hast und einem neuen Tatendrang Dir Gutes und Gesundes zu gönnen, anstatt unbesehen irgendwelche Magenfüller in Dich zu stopfen. Die Wenigsten Langzeit-Fastenden folgen einem zu 100 % festgelegten Plan, sie hören einfach auf ihren Körper, weil sie durch das Fasten wieder mehr Kontakt zu ihm haben. Liest sich für Dich vielleicht im ersten Moment komisch, aber wann hast Du das letzte Mal auf Deinen Körper gehört? Womit hat er Dir ein Signal gesendet? Müdigkeit? Bauchgrummeln? Völlegefühl? Anspannung in Schultern und Rücken? Dann sendet er Dir damit das Signal etwas zu ändern. Ergreife diese Chance und versuche eine Woche Intervallfasten, was kann in einer Woche schon groß passieren, außer dass Du Dich hinterher besser fühlst?

7. Beispiel für meine Woche!

Bevor ich hier genau auf meine Wochentage eingehe, ich faste täglich, wie schon gesagt Frühstück ist nicht Meins!

Solltest Du Dich dafür entscheiden einfach 2 Tage die Woche nicht zu essen, also die 5:2 Methode, dann such Dir einfach die für Dich am besten geeigneten Tage aus Deinem Kalender für die kommende Woche! An diesen Tagen isst Du einfach nichts – gar nichts! Bereite Dir am Tag vorher schon eine Kanne Tee zu, am besten Kräutertee, und nimm Dir den mit ins Büro. Such Dir eine Karaffe mit rund 1 l Füllmenge und versuche diese an Deinen Fastentagen jedenfalls 2 x zu leeren. Kaffee kannst Du gerne trinken, zählt aber nicht zur Flüssigkeitsmenge, die Du täglich zu dir nehmen sollst. Ich bin auch Koffeinjunkie, wir kommen noch dazu, ich versuche immer für eine Tasse „schwarzes Lebenselexir" ein Glas Wasser zu trinken. Ich platziere dieses Wasserglas auch gleich neben meiner Kaffeetasse – manchmal muss auch ich mich noch selbst überlisten!

Keine Sorge, ergibt sich im Laufe der Woche eine Änderung, schiebst Du Deinen Fastentag einfach auf einen anderen! Die Tage müssen weder zusammenhängend sein noch jede Woche dieselben Tage sein. Es kommt drauf an, wie Du einfacher in Deiner Planung zurechtkommst. Bist Du eher der Mensch der lange im Voraus plant und jedem Tag seine bestimmte Bedeutung zuordnet dann such Dir einfach 2 fixe Tage pro Woche. Bist Du ein geselliger Mensch, der seine Wochenenden im Kreis von Familie und Freunden verbringt und keine Party auslässt, schön für Dich, dann starte einfach mit Montag als Fastentag in Deine nächste Woche. Lege am Donnerstag noch einen Fastentag ein und von Freitag bis Sonntag steht wieder alles auf „Dolce Vita"!

Wenn Du Dich für eine tägliche Fastenphase entscheidest dann haben ich Dir hier an meinem Beispiel erklärt wie ich es handhabe.

Ich bin Frühaufsteher, es gibt meiner Meinung nach nichts Schöneres als den Sonnenaufgang und das Erwachen der Natur, samt Vogelgesang! Das heißt nun aber nicht, dass man mich ansprechen sollte, vor meiner ersten Tasse Kaffee – stark, heiß und schwarz wie meine Seele, am besten auf der Terrasse – im Winter eben mit Mütze und Jacke! Dann kann der Tag für mich starten! Während der Rest meiner Familie frühstückt lese ich schonmal Nachrichten und Mails und lege meinen Tagesplan fest!

Spätestens um 7 sind wir auf unserem täglichen Spaziergang, ja wir legen ein strammes Tempo vor, was Freunden und auch meiner Tochter nicht immer entgegenkommt, aber ich liebe das. 4 Kilometer drunter geht gar nix, bei jedem Wind, bei jedem Wetter! Die Bekleidungsindustrie versorgt uns hier dankenswerter Weise mit jeder Menge kuschliger Jacken, Strümpfe und Schuhe – so dass es keinen, wirklich gar keinen Grund gibt einen Tag auszusetzen! Mützen und Schals strick ich selber – liegt aber eher an meiner Haut, denn am übermäßigen Talent, aber da lass ich nun einmal nicht gerne jede Wolle oder jedes Tuch an meinen zarten Hals!

Je nach Weglänge sitze ich gegen halb 9 mit frischer Kanne schwarzes Gebräu und einer Karaffe Wasser am Schreibtisch und starte mit meinen Aufgaben!

Wichtig ist, wie vorher schon erklärt: während der Fastenzeit wird NICHT gegessen, nichts! Kein Bissen, kein Eckerl und wenn es irgend geht auch kein Latte Macchiato oder Cappuccino getrunken. Kaffee schwarz, Wasser und Tee.

Den meisten Unternehmensjobs geschuldet lassen die Probanden der 18:6 Methode das Frühstück aus, um dann als erste Mahlzeit in der Kantine aufzutauchen und das Angebot zu sichten. Muss aber nicht sein, Du kannst so wie ich Deine Fastenzeit auch bis 14 Uhr ausdehnen. Als freier Autor (oder eben Geist 🙂) teile ich mir meine Pausen selbst ein und der frühe Nachmittag ist für mich optimal zu einer ersten Mahlzeit zu greifen! Diese besteht bei mir Grundsätzlich aus Salat! Ich liebe grüne Blätter, auch braune oder rote, oder welche Farbe auch immer mein Salat gerade hat! Dazu Tomaten, Radieschen, Paprika – was gerade im Angebot ist, der Saison entspricht oder worauf ich eben Lust habe! Jede Menge Kräuter, ich rupfe wie die Irre dann minutenlang Oregano, Basilikum, auch mal Minze und Zitronenmelisse in die Schüssel. Löwenzahn für die Bitterstoffe, also für meine Lebergesundheit, denn ich bin dem Glas Wein, nach getaner Arbeit nicht abgeneigt! Mit in die Schüssel wandern dann wahlweise Thunfisch und Feta mit Olive oder Schinken, Speck und Mozzarella – kommt auch drauf an, was mein Laden grad so frisch hat! Balsamico, Olivenöl aus Italien oder Spanien – siehe meine Bezugsliste – und Chili in Flocken, getrocknet, gemörsert von der Vorjahresernte!

Nicht so schwer, oder? Vielleicht ein wenig zeitaufwändig, aber wer sagt denn, dass Du das nicht am Vorabend schon alles vorbereiten kannst und über Nacht im Kühlschrank aufbewahren? Kannst Du nämlich! Nur Essig und Öl erst vor dem Essen zufügen – TaTa – Guten Appetit!

Wenn Du mit Deiner Gesichtsreduktion in Eile bist, dann empfiehlt es sich auf die Tipps aus Kapitel 3 zurückzugreifen und wirklich jeglichen Snack zwischen Mittag- und Abendessen zu vermeiden. Dann solltest Du allerdings, zumindest für die erste oder die ersten beiden Wochen, auch gleich auf Alkohol verzichten, denn auch der kommt bekanntlich mit jeder Menge Kalorien im Glas!

Ich gebe zu, wenn meine Tochter zu Besuch ist, oder wir nach dem Mittagessen Freunde besuchen, dann kann es durchaus vorkommen, dass leckere Muffins oder Törtchen auf dem Tisch stehen und ich zugreife. Da dies aber nicht täglich passiert, gönne ich mir gerne ein Stück um den Bäcker auch entsprechend zu würdigen!

Ansonsten arbeite ich nach dem frühnachmittäglichen Salat wieder weiter. Bei Denkblokaden sündige ich in Form eines Cappuccinos, eher schon Latte Macchiatos! Jedesmal, ohne schlechtem Gewissen, denn ich habe nicht so oft Probleme damit meine Gedanken zu sortieren! Natürlich steht auch für den Nachmittag eine frische Karaffe Wasser bereit – aktuell mag ich es mit Roten oder Schwarzen Johannesbeeren und als Abwechslung auch mit frischen Stängeln von Zitronenmelisse.

Hast Du Dich zuvor nie mit gesunder Ernährung und Tee als Getränk beschäftigt und Wasser war eher zum Waschen da, dann nutze den Samstag vor dem Start in Deine Intervallfastenwoche für eine ausgiebige Runde im nächsten großen Supermarkt oder auf einem Bauernmarkt und lege Dir mehr Gewürze, verschiedene Teesorten und für Dich interessante Gemüsesorten zu! Du wirst sehen, es macht Spaß Neues zu entdecken. Zitronen oder Limettenscheiben können ebenso wie Minzblätter dem stillen Wasser etwas Geschmack verleihen, wenn Du sonst gar nicht daran gewöhnt bist!

Wenn Dir die Zeit zwischen Mittagessen und Abendessen tatsächlich zu lange erscheint, dann such Dir als Snack Äpfel, Birnen, Gurken, Tomaten oder wenn es unbedingt etwas gehaltvoller sein soll, frische Beeren oder Nüsse. Gerade Heidelbeeren gelten auch als Superfood und Himbeeren haben jede Menge Vitamine und Mineralstoffe im Gepäck. Die Gurke ist ein sehr wasserreiches Gemüse und kann Dir, wenn Du mit der Trinkmenge ein Problem hast helfen, Deinen Wasserhaushalt zu erfüllen.

So gegen 5 Uhr nachmittags bin ich mit meinem Laptop in der Küche zu Gange, könnte ja sein, ich habe während dem Kochen einen Geistesblitz!

Jetzt laufe ich zur Hochform auf, denn das Abendessen ist meine Mahlzeit und die darf dann auch etwas deftiger sein. Abgesehen davon, dass ich eben kaum Sättigungsbeilagen mache, weil ich lieber ein zweites Stück Hühnerbrustfilet, kleines Steak oder einen zweiten Schöpfer Gulasch nehme! Und ich koche feurig – muss ein bisschen was mit meiner Herkunft zu tun haben, ….

Ohne scharfe Paprika, Chili oder Hot Curry geht bei mir nix!

Ab ungefähr 7 sitze ich wieder am Schreibtisch und stelle Schriftstücke fertig oder mache mit Notizen zu Gedankengängen für aktuelle Projekte. Gegessen wird jetzt nix mehr – ich esse aber nie am Computer und TV gehört bei mir nicht zum Tagesablauf dazu! Später wird ein Film oder eine Serie gestreamt, aber da ich um 5 wieder wach sein werde, ist mein Abend nie besonders lang.

So laufen Montage bis Freitage ab! Wochenenden meist ebenso, außer dass ich da weniger lange Schreibe und dafür bis zu 10 km spazieren gehe!

8. Rezeptideen für Intervallfasten und gesunde Ernährung

Wenn Du heute oder am kommenden Montag mit dem Intervallfasten starten möchtest und Lust darauf hast coole und gesunde neue Rezepte auszuprobieren, dann finde hier Ideen für Dein Frühstück, gesunde Snacks, Mittagessen und Abendessen. Da Du durch das intermittierende Fasten auch eine gewisse Reinigung Deines Körpers startest, sind die Rezepte basisch oder basenüberschüssig, sie helfen Deinem Organismus bei der Entsorgung der zukünftig gelösten Schlacken und Gifte aus Deinen, nun nicht mehr lange vorhandenen, Fettdepots.

Frühstücksideen:

Schoko-Chia-Pudding

Warst Du bis jetzt eher ein Fan von süßen Teilchen am frühen Morgen, dann könnte Dir diese Idee Spaß machen und schmecken. Wenn Du die Zutaten dafür einkaufen musst, dann achte vielleicht auch gleich darauf, dass sie fair gehandelt und biologisch sind.

3 Esslöffel Chiasamen

1 EL rohes Kakaopulver

300 ml Mandelmilch

3 EL Kokosblütenzucker oder Süße nach Geschmack, Du kannst auch Honig nehmen, aber versuche es nicht zu übertreiben.

2 EL Mandelmus

½ Teelöffel Zimt gemahlen

½ TL Vanillepulver oder Aromen, die Du gerne magst und vorrätig hast.

Alle Zutaten gut vermischen und am Vorabend vorbereiten, so dass sie über Nacht im Kühlschrank quellen können. Vor dem Frühstück nochmal durchrühren und nach Geschmack oder Verfügbarkeit noch Beeren, kleingeschnittenes Obst hinzufügen.

Wenn Du den Geschmack und die Konsistenz gerne magst, kannst Du davon natürlich mehr herstellen und im Kühlschrank über mehrere Tage aufbewahren. Täglich mit anderem Obst, auch Minze- oder Melissenblättchen genossen, kannst Du Dir ein schnelles und abwechslungsreiches Frühstück zusammenbauen.

Bananen-Mandel-Shake

Wenn Du ohnehin immer mehr im Stehen oder Gehen gefrühstückt hast, aber auch nicht darauf verzichten willst, dann wäre dieser Shake eine Alternative zu Croissants, Zimtschnecken und Co.

250 ml Mandelmilch

1 große Banane

1 oder 2 Prisen Zimt, je nach Geschmack

Eventuell ein wenig Ahornsirup oder Kokosblütenzucker, auch Stevia ist möglich

Alle Zutaten im Mixer oder Blender kräftig mixen und schon ist Dein nahrhafter, aber gesunder Frühstücksdrink fertig. Je reifer die Banane, desto weniger extra Süße musst Du zugeben. Außerdem kannst Du die Banane gegen andere Obstsorten austauschen und auch einmal Mango, Erdbeeren oder entsteinte Kirschen versuchen!

Basis-Muffinsteig

Dieses Becherrezept kannst Du nach Lust und Laune adaptieren. Für ein langanhaltendes, aber trotzdem eher süßliches Frühstück, hier erstmal die Schokoladen-Variante.

1 Becher Mehl

2 Becher Haferflocken, nicht zu knusprig

2 mittelgroße Eier

½ Becher neutrales Pflanzenöl (Raps, Sonnenblume – kein Olivenöl!)

1 Becher Sprudelwasser

½ TL Vanillezucker und ½ TL Backpulver

½ Tafel dunkle Backschokolade

Reibe die Backschokolade oder hacke Sie in nicht zu grobe Stücke. Heize Deinen Backofen bei Ober- und Unterhitze auf 180 Grad vor. Zutaten alle gemeinsam in eine Schüssel geben und mit dem Mixer einen zähflüssigen Teig produzieren. Backschokolade mit einem Löffel unterrühren und die Masse in die 12 Plätze Deiner vorgefetteten Muffinsform verteilen. 30-35 backen, etwas abkühlen lassen und schmecken lassen.

Wenn Du gerne Nüsse magst kannst Du bis zu einem ganzen Becher Haferflocken mit gemahlenen Mandeln oder Haselnüssen, auch Walnüssen ersetzen. Zur dunklen Schokolade passt im Winter noch eine halbe Banane in kleinen Stückchen und eine Prise Zimt sowie Nelkenpulver, gibt dem Muffin einen leicht weihnachtlichen Geschmack.

Wenn Du den Vanillezucker weglässt und eine Prise Salz verwendest kannst Du getrocknete Tomaten oder frisch in Scheibchen geschnittenen Knoblauch zugeben und hast eine tolle Snackidee für Deine nächste Gartenparty oder eine Beilage zum Salat, anstelle von normalem Baguette aus Weißmehl. Besonders saftig und herzhaft werden diese Muffins, wenn Du einen halben Becher gut abgetropftes Sauerkraut und grob gemahlenen Pfeffer zum fertigen Teil mengst. Lass Deinen Ideen freien Lauf und experimentiere mit Deinen liebsten Früchten und Gewürzen!

Mittag- und Abendessen:

Je nachdem wann Du beschließt Deine Hauptmahlzeit einzunehmen kannst Du die folgenden Gerichte noch um Fleisch oder Schinken erweitern. Ohne sind sie vorwiegend basisch und helfen Dir neben dem Fasten auch noch überschüssige Schlacken schneller aus dem Körper zu bekommen und Deinen Verdauungsapparat wieder in einen gut funktionierenden Zustand zu versetzen, was mit industriell hergestellten Mitteln in bunten Packungen nun einfach nicht möglich ist.

Kartoffel-Pilz-Curry

Auch wenn Pilze nicht jedermanns Sache sind, so sind sie doch in Salaten oder wie hier im Curry eine wunderbare Abwechslung zu ständigem Konsum von Fleisch, Schinken oder Wurst.

400 g gemischte Pilz, geputzt und in grobe Stücke geschnitten

300 g festkochende Kartoffeln, in 1 cm große Würfel geschnitten

2 große Fleischtomaten, in 5 mm breite Scheiben geschnitten

1 rote Zwiebel, in feine Streifen geschnitten

1 Knoblauchzehe, in feine Scheiben geschnitten

3 cm einer Ingwerwurzel, frisch und fein gerieben

½ rote Chilischote, entkernt und fein gehackt

250 ml Gemüsebrühe

3 EL Kokosöl

1 EL Sojasoße

1 gehäufter Teelöffel Currypulver, mittelscharf oder scharf, je nach Deinem Geschmack

1 Prise Salz und 1 Prise Pfeffer oder die Peffermühle bereitstellen

Korianderblätter, wenn vorhanden, fein gehackt zur Dekoration vor dem Servieren

Erhitze das Öl in der Pfanne und röste Knoblauch, Ingwer und Chili bei mittlerer Hitze 2 Minuten an. Mit Currypulver bestäuben, nochmal rösten und die Zwiebel dazugeben. Rühren und noch einmal für 2 Minuten braten lassen. Kartoffeln und Pilze dazugeben, umrühren, salzen und pfeffern. Alles zusammen noch einmal 3 Minuten anbraten und danach mit der Gemüsebrühe aufgießen. Abdecken und bei etwas geringerer Hitze eine Viertelstunde garen lassen. Deckel abnehmen, kurz umrühren, die Tomatenscheiben dazugeben und nochmal für weitere 5 Minuten köcheln und mit der Sojasoße abschmecken.

Alternativ kannst Du anstatt Kartoffeln auch Karotten und Rüben verwenden, je nachdem was Dein bevorzugter Händler gerade frisch im Angebot hat. Wenn Du Pilze so gar nicht ausstehen kannst, dann ersetze sie durch 1 Hähnchenbrust.

Pilze selbst sammeln würde Dir so nebenbei auch Bewegung in der frischen Luft verschaffen und Deinen Abnehmplan perfekt unterstützen.

Zucchini-Spaghetti in Tomaten-Basilikum-Soße

2 mittelgroße Zucchini, das sind gut ein halbes Kilogramm, waschen und mit dem Spiralschneider zu Spaghetti drehen. Hast Du keinen Spiralschneider kannst Du feine Streifen mit dem Spargelschäler erzeugen.

1 Karotte, frisch und fein gerieben

1 große Schalotte, in feine Streifen geschnitten

2 Frühlingszwiebel, in feine Streifen bzw. Ringe geschnitten

10 Kirschtomaten, halbiert

2 mittelgroße Tomaten, gewürfelt

2 Knoblauchzehen, geschält und gerieben bzw. durch die Knoblauchpresse drücken

½ TL frisch geriebener Ingwer

300 ml Gemüsebrühe

2 EL Olivenöl

1 TL Sojasauce, wenn Du ein Fan davon bist

2 EL Mandelmus, macht die Soße cremiger

Salz und Pfeffer, sowie frisch gezupfter Basilikum

Erhitze das Öl in der Pfanne und dünste die Karotte, Schalotte, Frühlingszwiebel, Tomatenwürfel und Knoblauch sowie Ingwer darin an. Immer wieder gut umrühren und nach 3 bis 5 Minuten mit der Gemüsebrühe auffüllen. Bis zu 10 Minuten leicht köcheln lassen und mit dem Mandelmus binden. Noch einmal kurz aufkochen.

In einer Extrapfanne Öl erhitzen und die Zucchini-Spaghetti darin kurz andünsten. Mit Salz, Pfeffer und dem Basilikum abschmecken. Die Kirschtomaten unterheben, so dass sie sich erwärmen. Nicht kochen oder braten lassen. Auf Teller verteilen und die Soße darüber geben.

Gemüse-Spaghetti kannst Du auch aus Kürbis, Süßkartoffeln oder Rüben herstellen und die Soße nach Deinem Geschmack mit verschiedenen Gewürzen variieren.

Pizzateig aus Kichererbsenmehl mit Belagvorschlag

Auch wenn nichts dagegenspricht, dass Du beim intermittierenden Fasten Deine Lieblingspizza genießt versuche doch einmal folgendes Rezept, als leichtere und bekömmlichere Variation des italienischen Exportschlagers.

Kichererbsenteig:

120 g Kichererbsenmehl

120 ml Wasser

3 EL Olivenöl

¼ TL Salz

Heize Deinen Backofen auf 200 Grad Ober- und Unterhitze vor und belege ein Backblech mit einem Stück Backpapier. Alle Zutaten für den Teil in einer Schüssel mischen und für 1 Stunde ruhen lassen, dann ist der Teig in einer zähflüssigen Konsistenz.

Streiche ihn auf dem Backblech mit einem nassen Löffel glatt und schiebe in für 8 Minuten in das vorgeheizte Backrohr.

Pizzasoße:

3 EL passierte Tomaten

2 EL fein gehacktes Basilikum, am besten zwar frisch, aber es geht auch Tiefkühlware

1 TL fein gehackter Oregano

Salz und Pfeffer aus der Mühle

Mische die Zutaten in einer Rührschüssel gut durch und verteile sie auf dem vorgebackenen Pizzaboden. Währenddessen den Backofen auf 180 Grad abkühlen lassen.

Nun kannst Du in dünne Steifen geschnittene Paprika, Oliven, in Scheiben geschnittene Tomaten, Schinken oder Tofuwürfel auf der Pizza gleichmäßig verteilen. Käse nach

Geschmack entweder darüber reiben oder ebenfalls in kleinen Würfeln oder dünnen Scheiben auflegen.

Schiebe nun die fertig belegte Pizza noch einmal für ungefähr 8 Minuten bei 180 Grad in den Ofen. Ist sie komplett fertig gebackenen kannst Du noch etwas frischen Ruccola darüber streuen und mit einem kleinen Schluck Chiliöl übergießen.

Du kannst diesen Teig natürlich auch mit Deinem Lieblingsbelag versehen, so wie Du es mit jedem anderen gekauften oder selbst produzierten Pizzateig machen würdest. Versage Dir aber nicht die Freude am Experimentieren und Herausfinden, ob Du nicht auch andere Gemüsesorten oder Kräuter magst!

9. Linkliste und sonstige Tipps!

Auf einigen Smartphones sind Gesundheits- und SportApps bereits in der Basisversion vorinstalliert und Du musst ganz sicher nicht extra Geld bezahlen, um Dich am Ende Deiner ersten Woche über die gelaufenen Kilometer und zusätzlich verbrannten Kalorien zu freuen.

Nütze die Funktionen, welche Dir Dein Mobiltelefon bietet oder lade Dir die folgende App herunter um täglich Deinen Fortschritt zu bestaunen und zu feiern.

- RunKeeper zeichnet Deine zurückgelegten Kilometer auf und gibt Dir Auskunft über Geschwindigkeit und auch Höhenmeter. Die verbrannten Kalorien werden ebenso angezeigt wie Du die gelaufene Strecke speichern kannst und Dir Erfolge immer wieder vor Augen führen. GPS Anbindung macht es möglich. Ich habe sie auf meinem Smartphone, weil es mir auch das Zuordnen von Fotos während der Spaziergänge erleichtert und ich auch markieren kann, wo ich Pilze oder Beeren gefunden und gesammelt habe!

Die besten Apps nützen aber nichts, wenn Du Dich nicht bewegst. Kommst Du allein so gar nicht aus dem Haus oder findest zu jeder Wetterlage eine Ausrede warum Du heute schon wieder nicht spazieren gehen kannst, dann such Dir eine Freundin, Kollegin oder frag im Kreise Deiner Familie, wer Dich bei Deinem Ziel zu einem gesünderen Leben unterstützten möchte. Es ist schwieriger Ausreden zu finden, wenn Du Dich fix verabredet hast. Den Besuch beim Italiener zum Eis Essen sagst Du ja auch nicht ab, nur weil gerade ein paar

Wolken am Himmel zu sehen sind. Und gegen jeden Wind gibt es Stirnbänder oder Mützen, die vor kalten Ohren schützen.

Hast Du zu viele Verführungen in Form von Schokolade, Chips und sonstigen Snacks in Deiner Wohnung und führt über Deinen Teppich ohnehin schon ein Trampelpfad zur Tür des Küchen- oder Kühlschrankes, dann bring die Dinge zu einer Freundin. Ignoriere das Werbefernsehen, welches Dich bis jetzt immer dazu verführt hat Dich auf die Suche nach einer kleinen Leckerei zu begeben.

Hänge Dir das Kleid oder die Slim-Jeans in die Du unbedingt wieder hineinpassen möchtest an Deine Schranktür, so dass Du sie täglich siehst! Steige nicht täglich auf die Waage, sondern probiere das Kleidungsstück alle 2 bis 3 Tage an und lass Dich überraschen wie schnell es beginnt mehr und mehr zu passen. Vor allem wenn Du gleichzeitig auch Muskeln aufbaust mit einem sportlichen Training, wirst Du auf der Waage weniger Verlust bemerken. Muskeln wiegen mehr als Fett! Das Anprobieren Deines liebsten Outfits wird Dich immer neu motivieren!

Wenn Du unbedingt auf eine Waage steigen musst, dann kaufe Dir eine, welche auch Dein Körperfett misst. Nimmst Du gerade nicht wirklich ab, aber verringert sich der Fettanteil bist Du auf dem Weg zu einem sportlich-straffen Körper und genau dort willst Du ja hin!

Hast Du Dich bis jetzt immer mit Essen belohnt, so versuche es auf einen einzigen Tag in der Woche zu konzentrieren. Freu Dich über jeden Tag, den Du durchgehalten hast, ohne süßem Snack oder Pop-Corn und gönn dir lieber am Sonntag dafür ein tolles Essen, inklusive Dessert, in Deinem Lieblingsrestaurant.

Hast Du schon angefangen darüber nachzudenken, wann Du genau startest? Morgen ist immer ein guter Tag NEU zu beginnen – warte nicht länger!

Meine Linkliste:

https://www.zentrum-der-gesundheit.de/intervallfasten-im-sport-811005.html

https://www.zentrum-der-gesundheit.de/intermittierendes-fasten-ia.html

https://www.zentrum-der-gesundheit.de/basische-rezepte.html

https://intervallfasten.guru/intervallfasten-plan/

https://www.gesundfit.de/artikel/intervallfasten-intermittierendes-fasten-52/

https://www.fitforfun.de/abnehmen/diaeten/intermittierendes-fasten-abnehmen-durch-teilzeit-fasten-168027.html

https://intervallfastenlifestyle.de/intervallfasten-anleitung-und-plan-zum-gesunden-und-schnellen-abnehmen/

https://www.merkur.de/leben/gesundheit/intervallfasten-mit-abnehm-trend-einer-woche-fuenf-kilo-verlieren-ganz-einfach-zr-8562462.html

https://praxistipps.chip.de/die-besten-lauf-und-jogging-apps-fuer-android-und-iphone_38872

Schau Dir auch weiterführende Links an und such Dir weitere Rezepte auf den Seiten vom Zentrum der Gesundheit, ich lasse mich dort gerne inspirieren!

Mein Olivenöl und was Italien und vor allem die Toskana sonst noch an Leckereien zu bieten hat, bestelle ich hier: www.lavialla.it und sollte ich, so cirka 2 x im Jahr tatsächlich Nudeln essen wollen, dann kommen auch diese von dort! Tomaten im großen Glas habe ich den ganzen Winter von den Italienern, weil die hier angebotenen aus dem Supermarkt einfach jeden Geschmack entbehren! Und der Wein, ….. das füllt ein eigenes Buch!

Natürlich war ich auch auf der Suche nach tollen Produkten aus Spanien und bin dabei hier fündig geworden: www.crowdfarming.com ich find die Idee genial und die Lebensmittel sowieso!

www.ingramcontent.com/pod-product-compliance
Lightning Source LLC
Chambersburg PA
CBHW032104280526
45784CB00013B/3115